VITTEL

MÉDICATION HYDROMINÉRALE

PAR

M. le Docteur P. BOULOUMIÉ

Médecin Consultant à Vittel

LA CONSTIPATION

SON TRAITEMENT

PAR

L'EAU DE LA SOURCE SALÉE

Par M. le Docteur PATÉZON

Médecin Inspecteur à Vittel

RENSEIGNEMENTS PRATIQUES

MIRECOURT

RAPHIE ET LITHOGRAPHIE CHASSEL

1882.

VITTEL

MÉDICATION HYDROMINÉRALE

PAR

M. le Docteur P. BOULOUMIÉ

Médecin Consultant à Vittel

LA CONSTIPATION

SON TRAITEMENT

PAR

L'EAU DE LA SOURCE SALÉE

Par M. le Docteur PATÉZON

Médecin Inspecteur à Vittel

RENSEIGNEMENTS PRATIQUES

MIRECOURT

TYPOGRAPHIE ET LITHOGRAPHIE CHASSEL

—

1882.

VITTEL

MÉDICATION HYDROMINÉRALE

PAR

M. le Docteur P. BOULOUMIÉ

Médecin Consultant

Communication faite à la Société de Médecine pratique.
Séance du 4 mai 1876.

La clinique hydrominérale de Vittel, qui m'a fourni les faits qui servent de base à cette communication, offre peu de variété, eu égard au nombre des maladies traitées, mais beaucoup, par contre, eu égard à la diversité des formes, des périodes, des accidents et des complications de ces maladies. Elle offre donc un champ fertile d'observations qui représentent en même temps les diverses manières d'être d'une même maladie et peuvent permettre d'embrasser facilement sa physionomie générale, ses symptômes, sa marche et ses conséquences ou ses complications ordinaires.

C'est la diathèse urique qui fournit le contingent le plus considérable de nos malades ; on l'observe dans toutes ses périodes, et on la voit présider manifestement à l'enchaînement d'une série d'actes morbides, que, bien à tort, un certain nombre d'auteurs et de praticiens ne reconnaissent pas comme diathésiques. Ce sont surtout les manifestations primordiales de la diathèse, mère de la goutte et de la gravelle, dont la nature passe généralement inaperçue ; certains symptômes, en effet, sont parfois assez marqués pour attirer spécialement l'attention, faire négliger les autres et sembler constituer à eux seuls la maladie ;

de ce nombre sont surtout certaines migraines, certaines dyspepsies, certains troubles gastro-hépatiques ou intestinaux, certains phénomènes nerveux du côté de l'appareil urogénital.

L'interrogatoire minutieux des malades, dans certains cas, la connaissance de l'évolution ultérieure de la maladie et les résultats du traitement, dans d'autres, ne laissent aucun doute sur l'intime parenté de ces manifestations de début et la goutte ou la gravelle qui se développent consécutivement. Ayant longuement traité cette question, l'année dernière, dans un travail que j'ai eu l'honneur d'offrir à la Société (1), je n'y insisterai pas d'avantage aujourd'hui. Parmi les manifestations de la diathèse, alors qu'elle semble avoir fait élection de domicile sur un organe, un appareil ou un système et l'avoir choisi spécialement pour y porter ses ravages, nous voyons, par ordre de fréquence, la gravelle urique, sablonneuse ou calculeuse, les arthrites goutteuses, la gravelle biliaire, sablonneuse, ou calculeuse, l'engorgement du foie.

Plus tard, soit qu'elle ait directement amené la cachexie, soit que, par le trouble apporté dans la structure ou le fonctionnement de certains organes, elle ait entraîné des désordres graves de l'économie, tels que la néphrite et l'albuminurie, déformations qui empêchent la marche et les mouvements, etc., soit qu'elle ait amené dans les tuniques des artères de graves modifications de nutrition qui se traduisent par l'athérome, la diathèse a ruiné l'économie et elle semble elle-même étouffée sous les manifestations qu'elle a engendrées.

En jetant un coup d'œil d'ensemble sur les obser-

---

(1) *De la Goutte; étiologie, formes, périodes, transformations et manifestations primordiales*, par le Dr P. Bouloumié. Paris, Delahaye, 1875.

vations qui retracent le tableau de la clinique hydrominérale de Vittel, on voit qu'à de très rares exceptions près, tous les cas observés peuvent rentrer dans l'une des catégories suivantes, qui n'ont cependant rien d'absolu : *diathèse urique* (manifestations multiples et diverses), *dyspepsie, maladie du foie et des voies biliaires, goutte, gravelle, calculs vésicaux, catarrhe vésical, prostatite, rétrécissement compliqué, névropathies uro-génitales, diabète et glycosurie, albuminurie, anémie et chlorose.*

Diathèse urique.

Dans la diathèse urique, donnant lieu à des manifestations diverses et de siège encore variable, nous constatons, comme dans la goutte déjà développée, une forme floride et une forme torpide, que nous ayons affaire à une diathèse héréditaire ou à une diathèse acquise. Dans la diathèse acquise cependant, plus encore que dans la diathèse héréditaire, la forme floride est, chez l'homme, incontestablement beaucoup plus fréquente que la forme torpide.

J'ai là de nombreux exemples de ces formes diverses soit chez l'homme soit chez la femme, et je tiens à votre disposition les observations complètes, que je résumerai aussi brièvement que possible pour ne pas abuser des moments de la Société.

1° *Diathèse urique*, Observation 48. — Mme X..., 52 ans, mariée, cinq enfants, arrivée à Vittel, le 4 août, partie le 24. Depuis la ménopause, obésité, affaiblissement progressif, vertiges, douleurs lombaires continues, exacerbantes, constipation alternant avec de la diarrhée, quelques douleurs aux talons, aux pieds, aux genoux et à l'épaule gauche, élancements, selles dysentériques, quelques sables urinaires. Par le traitement, élimination d'une grande quantité de sables rouges et de cristaux d'acide urique ; disparition progressive de tous les symptômes morbides.

Dans le résumé de l'observation 110, nous voyons chez le même malade : excès de travail sédentaire, vomissements aqueux, dyspepsie, sables urinaires, coliques hépatiques à forme gastralgique. Coliques hépatiques franches. Les sables urinaires ont disparu depuis l'époque où les coliques hépatiques se sont manifestées.

A l'observation 109, nous trouvons : diathèse urique, manifestations primordiales variées, coliques hépatiques, dyspepsie, selles irrégulières, diarrhée bilieuse revenant tous les huit jours, puis tous les mois, douleurs erratiques, sables urinaires, catarrhe vésical.

Dans l'observation 16, on voit des excès de boisson amener d'abord la dyspepsie acide, puis celle-ci être suivie de douleurs articulaires, avec rougeur et gonflement, puis des dépôts uriques se montrer dans les urines, sans qu'il y ait trace d'hérédité.

Comme symptômes intéressants, nous y voyons sensation de froid aux parties génitales, aux genoux et aux lombes, douleurs lombaires, picotements à la verge.

Je n'ose pas multiplier ces citations, bien que j'aie là une nombreuse série de faits des plus intéressants, mais, à de petites différences près, analogues aux précédents.

Dyspepsie.

Les cas de dyspepsie que j'ai eu l'occasion d'observer à Vittel sont nombreux ; ils peuvent être catégorisés comme il suit : au point de vue de leur forme :

atonique et acide ; au point de vue de leur nature : idiopathique, symptomatique, le plus souvent diathésique ; au point de vue du siége : gastrique, intestinale (iléo-cœcale), rectale. Ayant fait ailleurs (1) de la dyspepsie l'objet d'un travail spécial que j'ai eu l'honneur de vous offrir, je laisse aujourd'hui de côté la question de nosographie, pour ne retracer que des faits cliniques.

OBSERVATION n° 24 (1874). — Mme L.., 36 ans, mariée, sans enfants, a eu de tout temps des maux d'estomac ; affection utérine ancienne ; en 1870 et 1871, eczéma au front et à l'épaule, à droite ; douleurs articulaires aux phalanges de la main droite, pas de déformation ; peu d'appétit, pas de vomissements, ballonnement du ventre, renvois alimentaires, sensation de poids au creux épigastrique, lassitude générale pendant deux heures, après les repas ; quatre heures environ après ceux-ci, nouveaux renvois alimentaires, nouvelle gêne gastro-intestinale, constipation opiniâtre, forces peu développées, sommeil très irrégulier ; poids du corps, 48 kilos. Traitement : Eau de la Grande-Source. — Au quatorzième jour, amélioration des plus sensibles, augmentant progressivement jusqu'au départ (vingt-deuxième jour), époque à laquelle tous les symptômes dyspeptiques ont disparu, le sommeil est ininterrompu pendant six à sept heures ; l'énergie et les forces sont notablement augmentées, le poids du corps est arrivé à 49 k. 500. J'ai revu la malade un an après sa cure et l'amélioration obtenue persistait encore.

OBSERVATION no 38 (1874). — Mme X..., 26 ans, régulièrement menstruée, mariée, un enfant, leucor-

(1) Considérations générales sur la dyspepsie, la gravelle et la goutte. Dr Bouloumié, 1873.

rhéique depuis l'âge de 15 ans, digère très difficilement depuis 4 ou 5 ans, a maigri, s'est affaiblie beaucoup depuis 4 à 5 mois, douleurs épigastriques vives, surtout après les repas, inappétence, renvois gazeux non fétides, tympanisme abdominal pendant deux heures environ après les repas, selle quotidienne, leucorrhée très abondante, mucopurulente, anémie avec tous ses symptômes; poids du corps, 46 kilos. Traitement : Eau de la source des Demoiselles, douche froide, bains aromatiques avec injections vaginales. Au vingtième jour, appétit bon, plus de renvois, de tympanisme, de douleurs d'estomac entre les repas, leucorrhée à peu près entièrement disparue, forces très notablement augmentées, poids du corps, 48 k. 500.

L'observation suivante, n° 5 (1874), est celle d'un homme de 38 ans, qui a présenté : syphilis, migraines fréquentes avec vomissements, fièvre intermittente grave plusieurs fois récidivée, dysentérie bénigne, congestion du foie, vomissements bilieux, arthrites goutteuses légères aux orteils et aux doigts, bronchite chronique, spécifique, premier degré. A son arrivée : appétit nul, pas de douleurs digestives, selles régulières, vomissements bilieux au réveil, lassitude générale et affaissement moral très marqués, tendance hypochondriaque. — Traitement : Eau de la Grande-Source à petites doses, bains sulfureux ; au huitième jour, retour de l'appétit, moral relevé en partie ; au quinzième jour et jusqu'au départ, amélioration de plus en plus accusée, appétit développé, vomissements supprimés depuis plusieurs jours, lassitude générale disparue, état moral très bon ; au départ augmentation de poids du corps de 2 kilog.

Parmi les autres observations de malades atteints d'affection des voies digestives, j'aurais encore à vous citer comme type les observations n°s 12, 113, 132, 17, 145 ; dans la première (12), nous voyons un homme de 63 ans atteint depuis sa jeunesse, mais surtout depuis vingt ans, de pyrosis très marqué, revenant tous les jours trois à quatre heures après les repas, durant une heure environ ; depuis deux ans, des maux de tête quelquefois très violents et assez souvent, tous les quinze jours environ, des vomissements alimentaires ; la constipation est habituelle, les urines présentent un dépôt abondant d'acide urique et d'oxalate de chaux ; les articulations, celles du genou droit spécialement, ont été le siège de douleurs goutteuses, il y a de l'amblyopie de l'œil gauche et une conjonctivite double légère ; le traitement a consisté en eau de la Grande-Source, eau de la source Salée le matin et eau de chaux dans la journée. Tous ces symptômes ont très notablement diminué pendant la durée de la cure, et l'amélioration a été augmentant de jour en jour, pendant plusieurs mois après le traitement. J'ai revu le malade un an après ; il ne présentait plus que les traces les plus faibles des manifestations morbides antérieures.

Dans les observations suivantes, nos 17, 145, nous voyons des constipations très rebelles entraîner les désordres les plus divers du côté des voies digestives et du côté de l'économie tout entière ; l'observation 132 est remarquable par la netteté des symptômes du siège iléocœcal de la dyspepsie ; mais, malgré l'intérêt qui s'y rattache, je n'ose pas citer les observations, ayant encore à parler d'un grand nombre de faits.

Pour résumer ce qui ressort, au point de vue clinique, des observations que j'ai pu faire sur ce sujet, je dirai que c'est surtout aux formes de dyspepsies caractérisées spécialement par l'inappétence et la constipation, que conviennent le mieux les eaux de Vittel et, en seconde ligne, à celles qui sont caractérisées spécialement par la lenteur de la digestion et des renvois acides.

Gravelle urique.

La gravelle diathésique, héréditaire ou acquise, et la gravelle accidentelle sont représentées dans mes observations par un grand nombre de cas dont la gravelle urique forme la majeure partie.

L'action des eaux dans la gravelle est manifestement double, c'est-à-dire générale et locale ; en tant que générale, elle n'a rien de spécial à la gravelle ; aussi la voyons-nous s'exercer là comme dans la goutte dite régulière, comme dans toutes les autres manifestations de la diathèse urique.

L'observation m'a montré que, dans un nombre de cas relativement assez considérable, un ou plusieurs calculs étaient, sous des influences diverses, mais en dehors de toute autre manifestation diathésique, formés dans le rein et éliminés spontanément ou sous l'influence du traitement. Dans les cas de ce genre, alors que l'ensemble symptomatique qui caractérise la diathèse urique n'existe pas chez le malade, on peut, par un traitement approprié, qui éloigne les causes d'une nouvelle production lithique d'origine locale (hyélo-néphrite), espérer une guérison complète.

Dans les gravelles diathésiques, héréditaire ou acquise, le traitement n'a pas seulement pour but de débarrasser les reins des sables, graviers ou calculs déjà formés, mais encore d'empêcher leur formation dans le présent et dans l'avenir.

Les observations 44, 53, 112 et 149, que j'ai réunies comme types, présentent les caractères de ces diverses sortes de gravelles ; je n'en citerai que deux :

1o *Gravelle sablonneuse.* — M. X..., no 1, homme de cabinet, 47 ans, a vu, depuis deux ans, du sable urique

très abondant dans ses urines ; il a eu quelques douleurs lombaires, prises pour du lumbago, puis de vé-
ritables coliques néphrétiques ; antérieurement, il a
eu de la dyspepsie et des migraines avec des vomissements bilieux. Une saison à Vichy a calmé les
symptômes douloureux et a fait diminuer en certaines
proportions les sables urinaires, qui sont devenus en
même temps pâles et grisâtres, de rouges qu'ils étaient
auparavant. Les symptômes ayant reparu peu après,
le malade se rend, d'après l'avis de son médecin, à
Vittel, où, sous l'influence de l'eau de la Grande-
Source et de quelques douches, les sables urinaires
deviennent de moins en moins abondants et de plus
en plus pâles, sans cependant arriver à la décoloration
observée à Vichy. Je revois le malade plusieurs mois
après son retour, et les modifications survenues du
côté de la sécrétion urinaire ne se sont pas seulement
maintenues, mais ont été encore s'accusant de plus en
plus.

M. Constantin Paul m'a signalé un certain nombre
de faits analogues.

Les modifications que le microscope permet d'ap-
précier, dans les urines des graveleux en traitement
à Vittel, sont très remarquables, je vous les ai signa-
lées en 1874 (1) dans une de mes précédentes com-
munications, et elles ont été confirmées par les re-
cherches du savant professeur Ritter, de la Faculté de
Nancy ; elles viennent encore d'être tout récemment
reproduites par mon confrère, M. Patézon, qui en a
fait l'objet d'un mémoire à l'Académie [1876] (2). Je

(1) *Quelques mots sur certaines modifications des urines ; patho-
génie, séméiotique et thérapeutique*, par le Dr Bouloumié, 1874.
Genèse de l'acide urique, de la gravelle et de la goutte, par le
Dr Bouloumié, 1874

(2) *Goutte et gravelle*, par le Dr Patézon, 1876.

suis donc autorisé à considérer comme absolument exacts les faits que je vous avais signalés et que je ne ferai aujourd'hui que résumer devant vous.

Les dépôts uriques, sous l'influence du traitement, vont progressivement en diminuant de quantité ; les cristaux reviennent à leur forme normale ; leur épaisseur et leur coloration diminuent de plus en plus et progressivement ; du huitième au dixième jour se montrent, dans l'urine, de nombreux cristaux d'acide oxalique unis à la chaux.

Quelques jours après, cet oxalate de chaux disparaît, en même temps que les cristaux uriques, de moins en moins nombreux, sont devenus plus pâles et plus réguliers ; plus tard encore, ceux-ci diminuent de plus en plus et finissent, dans un grand nombre de cas, par disparaître entièrement, ou à peu près, des urines et n'apparaissent plus, dans tous les cas, quand ils persistent encore, que sous forme de lames losangiques, ou hexagonales, incolores, sans épaisseur et de très petite dimension. Un certain nombre de cristaux uriques, de grande dimension et encore colorés, se montrent parfois, mais exceptionnellement, à la fin de la cure, à côté des précédents. « C'est, disais-je dans le mémoire que je viens de citer, le retour vers la désassimilation normale et la transformation de l'acide urique que marque l'émission oxalique. Il y a donc, durant le traitement hydrominéral de Vittel, une période pendant laquelle la désassimilation des éléments azotés est suractivée, et il y a élimination d'acide urique et d'acide oxalique, encore en abondance, avant que l'urée seule la remplace à peu près complètement. »

A côté de la gravelle sablonneuse, se place la gravelle proprement dite, qui offre de très nombreuses variétés. Elle se comporte, sous l'influence du traitement, d'une manière très différente, suivant l'état des reins, la constitution et l'hygiène des individus.

L'observation suivante donnera une juste idée de l'action des eaux de Vittel dans les cas les plus sérieux.

OBSERVATION nᵒ 34 (1874). — Mᵐᵉ X..., 42 ans, régulièrement menstruée, mariée, deux enfants.

Arrivée à Vittel le 17 juillet 1874.

Antécédents. — Il y a quinze ans environ, névralgie frontale, douleurs dans les reins. Il y a sept ans, première colique néphrétique, durée deux jours. — Un an après, nouvelle colique de dix heures environ, émission d'un calcul, toujours sable jaune. — A peu près tous les ans une colique néphrétique.

Le 7 février 1874, colique néphrétique, calcul jaune-rouge d'acide urique. En mai 1874, nouvelle colique, calcul ; depuis, quatre ou cinq coliques. En dehors des crises, tension douloureuse au niveau du rein gauche. Souvent urine chargée déposant en rouge : appétit développé. digestions généralement bonnes, quelquefois cependant pyrosis, selles quotidiennes. Obésité abdominale très prononcée. Rien au foie. Douleur sacro-lombaire à peu près continue, pas de migraines. Quelquefois anxiété précordiale.

Traitement. — Eau de la Grande-Source, de trois à huit doses demi-verre, bains tièdes de quarante-cinq minutes, massage consécutif sur les lombes. Au troisième jour, un peu de douleur rénale pendant la boisson, émission d'urine noirâtre, muqueuse.

21 et 22 juillet même état.

Le 23, les urines charrient à la fin de la miction, des mucosités abondantes et de nombreux sables uriques agglomérés.

Traitement. — Huit doses de trois quarts au lieu d'un demi-verre, bains généraux, douches chaudes sur les reins et les uretères jusqu'au 28. Sables rouges abondants.

Le 28, urine de nouveau noirâtre et trouble, endolorissement de la région lombaire, lassitude générale, émission abondante de sables et de mucosités.

Le 30, émission de quelques petits calculs, l'un du volume d'un grain de chènevis.

3 août. Nouvelle émission de calculs très petits et de sables.

Le 10, au départ, région lombaire indolore et souple, urine limpide, ne contenant plus de sable à l'émission. — État général excellent.

Immédiatement après le départ, nouvelle émission abondante de sables, puis sédation pendant quinze à vingt jours, puis douleurs sourdes dans l'uretère et la vessie. Quinze jours plus tard émission sans douleur d'un calcul rouge volumineux ; pas de sang. Quinze à vingt jours après, émission sans douleur d'un calcul olivaire volumineux ; plus tard encore et à divers intervalles, émission de calculs plus ou moins volumineux, sans coliques néphrétiques. Le traitement suivi à Paris a été, alternativement, eau de Vittel et capsules de Génévrier.

Retour à Vittel, 5 août 1875.

Traitement. — Eau de la Granne-Source, bains et douches, alternativement.

Au cinquième jour, émission sans colique, de deux calculs d'acide urique, l'un du volume d'un pois.

Deux jours après, colique légère, une heure de durée, calcul rouge, volumineux, allongé.

Le 22, douleur lombaire, sensation de corps étranger dans l'urèthre, émission de plusieurs cylindres formés de mucosités épaisses et de sables uriques.

État général. — Très bon.

Peu après le retour, émission sans colique de nouveaux calculs. Depuis, il n'en a plus été expulsé qu'un. La santé générale de la malade est parfaite, mais sa constitution et son genre de vie l'obligeront, sans doute, à recourir encore à une ou plusieurs cures thermales.

Assez souvent, dans les cas de gravelle, survient une colique néphrétique, pendant ou immédiatement après le traitement hydrominéral ; mais si celui-ci n'a pas été poussé avec exagération, ce n'est pas avant le douzième ou le quinzième jour que surviennent les symptômes morbides, et encore sont-ils alors très manifestement atténués, si bien qu'un assez grand nombre de malades n'accusent plus, en pareil cas, que les symptômes d'un simple embarras gastrique avec courbature plus ou moins marquée ; peu après l'élimination d'un calcul montre quelle était la cause des accidents et combien l'intensité de ceux-ci a été diminuée.

Un phénomène que j'ai souvent observé, et qui est d'un grand intérêt, c'est l'existence de coliques néphrétiques, quelquefois très violentes, non suivies d'élimination de calculs, pas même de sables ou de cristaux uriques ; on ne peut invoquer pour l'expliquer qu'une sorte de colique sèche de l'uretère, autrement dit, un spasme de celui-ci. Ces coliques rentrent, d'après cela, dans la catégorie des accidents névropathiques de la diathèse goutteuse. Elles sont manifestement liées à celle-ci et parfois elles se montrent très souvent chez le même sujet, avec les mêmes caractères négatifs au point de vue de leur cause matérielle. Ce fait est d'autant plus important à connaître et noter, qu'il se retrouve dans les manifestations hépatiques de la diathèse et qu'il est souvent précédé de troubles analogues du côté de l'estomac et de l'intestin. Il est aux muscles de la vie organique ce que les crampes de la période initiale de la goutte sont aux muscles de la vie de relation.

Goutte

Les cas de goutte que j'ai observés à Vittel se rapportent soit à la goutte diathésique héréditaire ou acquise, soit à la goutte accidentelle, affectant les unes et les autres, tantôt la forme floride, tantôt la forme torpide.

Les cas de goutte héréditaire sont les plus fréquents, surtout chez la femme ; les cas de goutte acquise se montrent spécialement chez les hommes encore jeunes qui font des excès absolus ou relatifs de nourriture. La goutte accidentelle survient plus fréquemment chez des individus dont les fonctions des reins, déjà antérieurement troublées, se sont trouvées, sous une influence quelconque, momentanément suspendues, ou considérablement ralenties. Un excès de fatigue, un excès de boisson ou de nourriture, une marche excessive, telles ont été les causes, en apparence immédiates, que j'ai eu l'occasion d'observer en pareil cas.

Au point de vue de ses formes, la goutte observée à Vittel a été spécialement la goutte à manifestations articulaires ; la goutte vague a fourni aussi un contingent assez nombreux ; mais, comme elle a le plus souvent donné lieu à la prédominance de tel ou tel symptôme, elle se trouve rangée dans mes classifications, soit dans le cadre de la diathèse urique à manifestations variées, soit dans celui des dyspepsies, des coliques hépatiques, des migraines, des névropathies diverses, etc., suivant l'intensité de l'un des symptômes ou sa prédominance sur les autres signes concomitants de la diathèse.

OBSERVATION no 144 (1875). — M. X.... 55 ans, vie très fatigante de 25 à 40 ans ; depuis, vie active, mais quelques excès alimentaires. Il y a douze ans environ, premier accès de goutte au gros orteil droit, puis au gauche, trois semaines de durée. Un an après, nouvel accès, même siège, huit jours de durée. Depuis, accès annuel. Ce dernier a commencé il y a deux mois et dure encore : 1o arthrite du gros orteil gauche, puis droit ; 2o *idem* à gauche d'abord, puis à droite ; 3o arthrite du genou gauche ; alité pendant quinze jours. Depuis, grande sensibilité de la plante, gêne considérable dans les mouvements des pieds et du genou gauche ; 4o arthrites subaiguës radio-carpienne et métacarpo-phalangienne, de l'indicateur à droite ; œdème péri-malléolaire très étendu le soir, plus marqué à gauche. Rien de particulier du côté des voies digestives, des poumons et du cœur. Traitement: Eau de la Grande-Source, en boisson seulement ; vers la fin du traitement, amélioration sensible augmentant de jour en jour, jusqu'à rétablissement, en apparence, complet.

Depuis son séjour à Vittel jusqu'à ce jour, M. X... n'a plus ressenti ni gêne ni douleur dans les articulations primitivement atteintes ; l'accès habituel n'a pas paru.

OBSERVATION no 50. — M. X..., 55 ans, vie très fatigante ; chagrins, nuits souvent consacrées au travail. A 20 ans, crampes très-fréquentes et très violentes dans les mollets. Sous l'influence des chagrins, coliques néphrétiques, calculs du volume d'un grain de chènevis, 29 environ en trois ans. Trois saisons à Vichy, amélioration très appréciable. Pendant l'hiver 1873-1874, sept ou huit atteintes de goutte, sécheresse et amertume de l'arrière-gorge, expuition visqueuse et filante, soif vive, affaiblissement marqué, peu d'amaigrissement. Première saison à Vittel en 1874. Deux accès de goutte d'une heure de durée

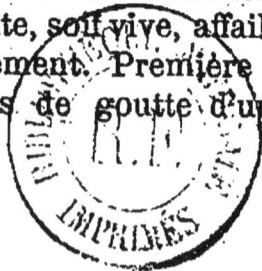

environ pendant l'hiver suivant, mais affaiblissement persistant, quelquefois transpirations nocturnes. Rien d'anormal du côté des voies digestives, épistaxis fréquentes. Fatigues lombaires sans exacerbation aux attaches sacro-lombaires, pas de sables urinaires ; le matin léger ténesme vésical, globules rouges, 1,725,000. Le traitement a consisté en eau de la Grande-Source, en boisson seulement, pendant toute la première partie du traitement, et plus tard eau de la Grande-Source le matin et eau de la source des Demoiselles aux repas et dans la journée, à petites doses. Le résultat immédiat a été une amélioration très sensible dans l'état général, expliquée d'ailleurs par l'augmentation très considérable du nombre des globules rouges, qui étaient à la fin de la cure de 3,151,000, soit 1,426,000 en plus. Les résultats ultérieurs ont été aussi favorables que les résultats immédiats, et l'hiver et le printemps se sont écoulés sans qu'aucune manifestation goutteuse ait apparu.

Un certain nombre de goutteux arrivés à des périodes avancées de la maladie, quelques-uns même cachectiques, ont trouvé à Vittel une amélioration très considérable, soit au point de vue de la diminution de la douleur et de l'augmentation de la mobilité des articulations envahies, soit au point de vue de l'état général. J'ai vu des articulations déformées, manifestement encroûtées de dépôts uratiques, entourées de tophus, être heureusement modifiées et recouvrer, du moins en partie, leur mobilité ; mais ce ne sont pas là des résultats habituels. En règle générale, toutes les fois qu'il y a déformation tenant, non plus à l'état de l'articulation seulement, mais à l'os lui-même, il n'y a guère à compter sur l'action des eaux de Vittel ; tout au plus, peut-on espérer, par leur emploi, arrêter la marche envahissante de la maladie. J'ai cité dernièrement à la Société d'hydrologie un

cas remarquable de néphrite interstitielle et paren-
chymateuse d'origine goutteuse, très heureusement
modifié par le traitement suivi à Vittel (1).

Les formes de goutte qui, d'après mon observation,
ont paru être le plus spécialement modifiées, sont les
gouttes torpides et les gouttes florides, chez des su-
jets anémiques, malgré les apparences d'un tempérament sanguin.

Je ferai remarquer à ce sujet que, chez les goutteux
que j'ai observés, l'anémie globulaire est la règle et
l'hypérémie globulaire une exception des plus rares ;
je n'ai rencontré celle-ci qu'une fois, tandis que j'ai
observé un grand nombre de goutteux chez lesquels
le chiffre des globules variait de 1,700,000 à 3,000,000.
Le tracé sphygmographique des goutteux confirme le
plus souvent les données fournies par la numération
des globules ; il est généralement celui de l'anémie
dans les premières périodes, et celui de l'athérome
un peu plus tard.

Coliques hépatiques.

Les coliques hépatiques se présentent sous des formes très variées, et l'observation que j'ai faite d'un
grand nombre de cas me permet d'appeler l'attention
sur certaines de leurs particularités. Je dirai tout
d'abord que le nombre des coliques hépatiques qui se
présentent avec les allures d'une gastralgie ou d'une
simple dyspepsie sont très fréquentes et qu'elles res-
tent souvent pendant des années entières sans se
manifester autrement. Nous constatons tous que, de
jour en jour, à mesure que les connaissances médica-

(1) Voir *Annales de la Société d'hydrologie médicale de Paris*,
1875-1876. — *Du traitement hydriatique de l'albuminurie*. Discussion du travail de M. Beni-Barde. par M. Bouloumié.

les acquièrent une plus grande précision le nombre des maladies considérées autrefois comme purement nerveuses va diminuant ; aussi ne vous étonnerez-vous pas si je considère également la gastralgie comme destinée à disparaître du cadre nosologique, en tant qu'entité morbide, quand on aura étudié de plus près les maladies qui peuvent lui donner naissance, et en premier lieu les troubles de la fonction hépatique.

La forme classique est néanmoins la plus fréquente de celles que nous avons l'occasion d'observer, peut-être parce que c'est la seule qui soit généralement reconnue ; mais encore, dans celle-là, voyons-nous souvent le paroxysme douloureux débuter par une véritable douleur gastralgique qui dure plus ou moins longtemps, sans coexistence d'autres phénomènes.

Au point de vue de leur origine, les coliques hépatiques peuvent être rapportées à un état diathésique ou à un état accidentel ; dans ce dernier cas, elles peuvent être spontanées, primitives ou secondaires ; elles peuvent résulter, comme les coliques néphrétiques, soit d'un spasme dû à l'action directe d'un produit de sécrétion hépatique anormal, soit d'une inflammation des voies biliaires de cause locale ou de cause intestinale, soit enfin, et c'est là le cas, sinon le plus fréquent, du moins, le plus fréquemment décrit, de la présence et de l'engagement, dans les canaux biliaires, d'un corps étranger, calcul, sable ou agglomération de mucus ou de bile concrète.

Mon confrère, M. Patézon a réuni dans un travail spécial (1), un grand nombre de faits de coliques hépatiques observées à Vittel ; je ne citerai, parmi ceux que j'ai recueillis, que ceux qui me paraissent le

(1) *Des Coliques hépatiques et de leur traitement par les eaux de Vittel,* par le D' Patézon, 1872, Delahaye.

mieux pouvoir servir de type, sans cependant en fournir un de chacune des catégories que j'ai désignées plus haut (1).

OBSERVATION n⁰ 27 (1874). — Mme X..., 24 ans, mariée, deux enfants, arrivée à Vittel le 7 juillet 1874.

Antécédents. — Après la première couche, il y a quatre ans, *phlegmatia alba dolens*: peu de jours après la dernière couche, constipation légère, puis diarrhée intense à la suite d'un lavement savonneux, trente-quatre selles dans deux jours, ténesme rectal ; coliques, selles muqueuses, pas de sang ; aussitôt après cette diarrhée, douleur très violente dans la région épigastrique, les reins et le dos tout entier. Gêne respiratoire très intense, crise considérée alors comme un accès d'angine de poitrine, deux heures environ de durée. Cessation brusque et complète environ pendant trois heures, puis retour de la douleur, mais avec moins de gêne respiratoire. Vomissements alimentaires et bilieux excessivement abondants pendant trois heures environ : puis diminution, mais non cessation complète de douleur. Depuis, vomissements après le repas du soir.

Le 4 avril, crise avec douleur vive du côté du foie, vomissements.

Le 5, quelques cuillerées de thé seulement au repas, douleur pendant trois quarts d'heure.

Les 6 et 7, pas de crise. Douleur le soir, surtout après le repas ; constipation, selle diarrhéique dès

(1) Dans un travail que j'ai publié depuis le jour où cette communication a été faite, j'ai rapporté un certain nombre d'observations et j'ai insisté sur le mode d'action des eaux de Vittel et sur les indications de leur emploi dans les maladies hépatiques. — *Discussion sur les coliques hépatiques et leur traitement par les eaux minérales ; clinique de Vittel,* par le Dᵣ P. Bouloumié.

que la malade mange. — Diagnostic : Gastralgie. — Traitement : Bismuth et eau de Vichy, constipation. — Nouveau traitement : Pepsine et élixir de Garus. Une sorte de tumeur bien circonscrite de la grosseur d'un œuf et formée sans doute par la vésicule biliaire est constatée.

Le 24 mai, colique hépatique durant jusqu'au 25 mai.

Le 8 juin, nouvelle colique. Depuis douleur dans le ventre au niveau du foie et dans les reins. Leucorrhée abondante, troubles dyspeptiques, constipation.

A l'arrivée : Appétit peu développé, capricieux, tympanisme, borborygmes, renvois alimentaires ; douleur épigastrique, gêne respiratoire. Lassitude générale et somnolence après les repas, constipation. Douleurs spontanées au niveau du foie. Gêne douloureuse dans le côté droit du bas ventre. Leucorrhée abondante. Facies pâle ; lèvres et gencives décolorées. OEdème accidentellement au membre inférieur droit, du côté où a siégé la phlegmasie blanche.

Pas de tumeur, mais empâtement de toute la région du foie, sensibilité à la pression au niveau de la vésicule, spécialement légère augmentation de volume du lobe droit. Empâtement de la région ovarique droite, douleur à la pression, pas de tumeur appréciable. Rien au cœur ni aux poumons.

Traitement. — Eau de la Grande-Source, de quatre doses d'un tiers de verre à huit doses de deux tiers de verre, progressivement : tous les jours un grand bain avec injections vaginales, de quinze à vingt minutes.

Le 17 juillet, urines abondantes, limpides, contenant un peu de sable, selle normale spontanée.

Le 18, eau de la source Salée, de cinq doses de trois quarts de verre à huit doses de trois quarts de verre. Alternativement bains avec injections vaginales et douches sur le foie et l'ovaire.

Le 30, pendant le traitement, deux fois diarrhée légère ; quelquefois coliques passagères liées à la constipation, pendant les premiers temps de la cure. Appétit
bon, digestion encore lente mais sans douleur, sans
renvois, ni gazeux ni alimentaires ; selle quotidienne
facile, normale ; pas de douleur au foie spontanée ou provoquée, obésité abdominale diminuée. J'ai revu la malade depuis et j'ai eu plusieurs
fois de ses nouvelles ; l'amélioration a été en augmentant de plus en plus et aucun accident gastro-hépatique
ne s'est manifesté depuis plus d'un an et demi.

Observation no 36 (1874). — Mme X..., 49 ans, irré-
gulièrement menstruée depuis un an, mariée, un enfant.

Antécédents. — De tout temps, dyspepsie. En 1859,
péritonite, six semaines au lit. Depuis, au printemps
et en automne, crises avec vomissements, douleurs
épigastriques, douleurs névralgiques entre les accès.
Le ventre est resté très sensible pendant dix ans environ, sans péritonite nouvelle. En 1865, coliques hépatiques. En 1868, nouvelle crise, suivie d'ictère. En
1870, dysménorrhée et hémorrhoïdes. En janvier 1870,
vomissements bilieux avec douleur dans l'épaule et le
côté droit, et céphalalgie intense précédée de ballonnement très marqué du ventre, avec constipation ;
raideur et douleurs dans le bras gauche et le bras
droit alternativement, puis dans les membres inférieurs. Une saison à Vittel, en 1867, avait amené une
amélioration très-sensible, augmentée depuis par
trois saisons successives (1868, 1869, 1870) ; plus de
coliques hépatiques ni d'ictère.

Actuellement : Pas d'appétit, digestion difficile des
substances grasses, des farineux et des crudités, quelquefois émission de gaz non nidoreux, selle quotidienne dure, mais de deux jours l'un, à l'aide d'un

lavement. Point douloureux au foie, sensibilité à la pression, légère augmentation de volume du lobe droit. Rien ailleurs.

Traitement. — Eau de la Grande-Source remplacée, après quatre jours, par eau de la source Salée, de six à huit doses de trois quarts de verre. Dès le septième jour, disparition du malaise stomacal et de la douleur du foie ; il y a deux ou trois selles purgatives pendant la boisson. Rien de particulier pendant le traitement.

État au départ. — L'appétit est développé, les digestions sont très bonnes, il n'y a plus de renvois gazeux ou alimentaires, pas de douleurs d'estomac pendant la digestion ou à jeun. Plus de douleurs au niveau du foie. Obésité abdominale diminuée de 13 centimètres ; mouvements partiels faciles, marche non pénible, même pendant un temps très long. Force et agilité notablement augmentées.

OBSERVATION no 116 (1875). Mme X..., 40 ans, mariée, un enfant, arrivée le 11 juillet 1875.

Antécédents. — De tout temps constipation, selle tous les quinze jours environ, jusqu'à vingt-cinq ans, A vingt-cinq ans, fièvre gastrique ; à vingt-huit ans (1867), grossesse accompagnée d'apepsie et vomissements ; deux ou trois selles par semaine depuis cette époque ; six semaines après, accouchement, métrorrhagie abondante ; deux mois après, colique hépatique à forme gastralgique nommée crampe d'estomac, huit jours de durée. En 1873, sept ans après, nouvelle colique très intense, seize jours de durée, séparée par une rémission de deux jours, calcul biliaire constaté ; appétit toujours peu développé, digestions pénibles, constipation opiniâtre, pas de selle sans lavement. Il y a quinze jours, coliques hépatiques, quatre jours de durée d'abord, un jour de calme, quatre jours encore. Durée totale, neuf jours.

A l'arrivée : Faiblesse générale très marquée, anémie, anorexie, digestion douloureuse, constipation
opiniâtre ; pas de douleurs au foie, sensation de froid
très marquée à l'épigastre, quelquefois crampes dans
les jambes, pas de tuméfaction du foie ni de la vésicule, sensibilité exagérée à la pression au niveau du
creux épigastrique seulement.

Traitement. — Eau de la source Salée, de trois doses de trois quarts de verre à huit doses de deux tiers,
et plus tard trois quarts de verre progressivement,
vingt minutes d'intervalle entre les doses ; un grand
bain tous les jours, alterné plus tard avec douches locales.

Le 12 juillet, colique hépatique, sept heures de durée.
Le 19, nouvelle colique, quatre heures de durée.
Le 20, colique hépatique très légère.
Du 23, au 25, colique hépatique violente, avec ré-
mittence, calcul volumineux blanc jaunâtre, à facettes.

Le 30, les forces ont augmenté ; l'appétit est assez
développé, les digestions faciles ; trois selles par jour
pendant la boisson, plus de douleur dans le dos.

Jusqu'au départ (12 août), l'amélioration obtenue se
maintient et augmente même de jour en jour ; les
fonctions digestives sont régulières et aucun symptôme des coliques antérieures ne s'est manifesté. La
malade n'en a plus ressenti depuis, et les fonctions
digestives sont relativement en très bon état.

Les coliques hépatiques diathésiques ou autres sont
plus fréquentes chez la femme que chez l'homme, du
moins d'après ce que j'ai pu observer. Est-ce aux habitudes sédentaires de la femme, à l'influence de la
fonction menstruelle, à l'usage du corset qu'il faut
rapporter cela ? Je ne veux pas le discuter ici.

Calculs vésicaux

Parmi les calculs vésicaux que j'ai observés à Vittel, les uns étaient de cause locale et formés de phosphate ammoniaco-magnésien, de phosphate de chaux, d'urate de soude ; ils avaient été engendrés par une inflammation chronique de la muqueuse vésicale ; les autres étaient d'origine rénale ; suivant qu'ils s'étaient développés avec une plus ou moins grande rapidité, qu'ils étaient, par conséquent, généralement plus poreux et à surfaces moins lisses, ils constituaient une contre-indication plus formelle du traitement hydrominéral.

Un certain nombre de malades, bien que représentant une partie des symptômes rationnels de la pierre, sont parfois, à cause du catharre vésical concomitant, adressés à Vittel. D'après mes observations, je peux dire que toutes les fois qu'un calcul vésical ou un fragment résultant d'une opération ne dépasse pas 1 centimètre dans l'un de ses diamètres, il a de grandes chances d'être expulsé ; mais cette tentative ne doit jamais être faite qu'avec les plus grands ménagements. Dans bien des cas, en effet, dans ceux surtout où l'on a affaire à une pierre poreuse et couverte d'aspérités, une séance bien faite de lithotritie serait en même temps plus sûre dans ses effets, et peut-être plus bénigne dans ses conséquences. En résumé, des calculs vésicaux durs ou mousses ne dépassant pas le volume de 6 à 8 millimètres, sont généralement expulsés sans accident par l'usage des eaux. Des calculs plus volumineux sont aussi expulsés assez souvent, mais pour arriver à ce résultat il faut que la cure soit poussée assez activement, et par conséquent, tout d'abord, que l'état de la vessie aussi bien que la conformation et le siège de la pierre le permettent.

J'ai là une série d'observations de calculs plus ou moins volumineux qui sont sortis spontanément pendant le cours du traitement suivi à Vittel ; quelques-uns proviennent de malades qui avaient antérieurement subi la lithotritie ; ils s'étaient développés soit sous l'influence d'une affection vésicale, soit par suite du séjour d'un petit fragment passé inaperçu. Deux d'entre eux proviennent d'un malade qui subit, à l'âge de huit ans, la taille hypogastrique et, à 53 ans, la taille périnéale prérectale. La vessie, en très mauvais état d'ailleurs, a continué, même après la cure à Vittel, à fabriquer des phosphates ammoniacaux-magnésiens qui ont nécessité, durant l'hiver, quelques séances de lithotritie. Je suis néanmoins convaincu qu'on pourrait arriver dans ce cas, par l'usage des eaux seulement, à modifier suffisamment l'état de la muqueuse vésicale et de la nutrition en général pour amener une guérison.

Les calculs vésicaux, poreux, siégeant surtout autour du col de la vessie, irritant facilement la muqueuse par leur contact, me paraissent contre-indiquer formellement l'usage des eaux diurétiques. Parmi les calculs descendus des reins et nourris dans la vessie, il en est quelques-uns que l'on est assez heureux pour voir se fragmenter spontanément et· sortir par morceaux, sable et débris analogues à ceux qui résultent de la lithotritie : j'en ai cité un cas très remarquable à la Société de médecine de Paris, et je l'ai rapporté en détail dans ses comptes-rendus (1) ; aussi ne ferai-je que vous le signaler en passant et vous montrer les pièces. M. Patézon a observé à Vittel un cas à peu près analogue, et M. Debout en a signalé deux qu'il a observés à Contrexéville.

(1) Comptes-rendus de la Société de médecine de Paris, séances des 22 avril et 13 mai.—*Fragmentation spontanée des calculs vésicaux*, par le Dr Bouloumié.

Si je parle de ces faits, ce n'est nullement pour donner à celui qui porte une pierre dans la vessie le dangereux espoir d'une guérison par un procédé médical quel qu'il soit ; la fragmentation spontanée est une heureuse exception, mais une exception très rare. Je n'ai pu en relever que 59 cas dans les auteurs et, parmi ces 59 cas, dans 25 seulement il parait y avoir eu expulsion complète des fragments sans intervention chirurgicale. Ce ne sont guère que les pierres d'acide urique et d'urates qui se fragmentent ; un cas seulement de pierre vésicale crayeuse et spontanément fragmentée est rapporté dans les auteurs : il est dù à Deschamps. Quant à la dissolution et à l'espoir de guérison qu'elle peut donner au malade et au médecin, quel que soit le procédé employé, elle est encore, aujourd'hui du moins, absolument impossible à espérer d'une manière générale.

Un mot, avant de quitter ce sujet, sur la prétendue utilité des eaux de Contrevéville et de Vittel *comme moyen de diagnostic de la pierre.*

Comme vous le savez, Messieurs, on a dit et on répète tous les jours qu'un excellent moyen de rendre évidente la présence d'une pierre vésicale, consiste à envoyer son malade à l'une de ces stations et à lui faire boire à outrance leurs eaux diurétiques. Eh bien, Messieurs, permettez-moi de vous dire que c'est là, à tous les points de vue, un très mauvais moyen, très souvent infidèle et le plus souvent dangereux, quand il n'est pas infidèle. Les eaux minérales dont je parle masquent en effet fréquemment les symptômes de la pierre au lieu de les exagérer, et leur emploi, comme moyen de diagnostic est dès lors illusoire ; il ne peut d'ailleurs rien démontrer qu'un simple cathétérisme explorateur bien fait ne puisse démontrer plus sûrement dans l'immense majorité des cas, et il retarde le moment d'une intervention chirurgicale efficace. C'est ainsi que j'ai observé cette année même deux malades, porteurs de pierres vésicales déjà anciennes, dont l'un faisait disparaître la cystite symptomatique en buvant à dose modérée de l'eau de Vittel, soit à la source, soit chez lui ; dont l'autre avait déjà fait usage des eaux de Vichy, de Contrexéville et de Vittel, aux sources mêmes, sans aucun succès au point de vue du diagnostic de la pierre vésicale dont il était porteur et que j'ai très facilement constatée par l'introduction de l'explorateur de Thompson. L'usage des eaux, loin d'exagérer les symptômes, a, au contraire, chez ces deux malades, amené du côté de la vessie, de la sécrétion urinaire et de l'état général, de si heureuses modifications, que le traitement chirurgical a été par cela même grandement facilité ; poussé plus activement, il fût sans aucun doute devenu dangereux. Mais cette amélioration manifeste dans les symptômes de la pierre prouve l'insuffisance du traitement hydrominéral *comme moyen de diagnostic*, aussi bien que l'aggravation observée dans les cas suivants prouve les dangers inhérents à son emploi intempestif. J'ai vu notamment chez deux malades, chez lesquels l'existence de la pierre vésicale avait été méconnue, des accidents formidables de cystite, avec fièvre intense, se déclarer promptement et non-seulement retarder le moment d'une intervention chirurgicale indispensable, mais compromettre la vie des malades. J'ai donné en outre des soins à un malade qui, dans les mêmes conditions que les précédents, avait fait usage l'année précédente des eaux de Contrexéville et avait été en proie aux mêmes accidents. Chez lui comme chez les précédents, l'effet des eaux, joint à la fatigue du voyage, a manifestement aggravé l'état local et l'état général.

Les eaux minérales constituent donc un ***moyen de diagnostic de la pierre vésicale*** souvent infidèle et parfois dangereux, qui ne saurait être à bon droit conseillé par le médecin.

Cystite et catarrhe vésical.

Les cystites subaiguës et chroniques primitives ou consécutives et les catarrhes vésicaux sont encore au nombre des maladies fréquemment observées, le plus souvent améliorées et assez souvent guéries à Vittel. Je n'en citerai que deux exemples, l'un de cystite subaiguë du col principalement chez un homme jeune, l'autre de catarrhe vésical chez un vieillard, et je renverrai ceux d'entre vous qui désireraient de plus amples renseignements sur ce sujet, soit aux observations que j'ai là, soit à ma thèse inaugurale (1).

Le fait suivant étant celui d'un malade atteint en même temps de prostatite subaiguë et de cystite du col, je le choisis de préférence, parce qu'il me dispensera de vous en citer d'autres en vous parlant des prostatites :

OBSERVATION no 31. — M. X..., 28 ans (Suez).

Antécédents. — Malade depuis deux ans et demi. Antérieurement trois gonorrhées ; dans le cours de la première, hématurie ; vers la fin de la dernière, mai 1871, après une longue course à cheval, urines très limpides ; le lendemain, rétention complète. Cathétérisme tenté vainement, émission goutte à goutte pendant deux jours ; après, urines limpides et pâles, mictions fréquentes.

De 1872 à 1873, miction facile, mais ténesme vésical, pesanteur à l'anus et au col de la vessie. Urines

(1) *Du catarrhe vésical et de son traitement par les eaux de Vittel.* Strasbourg, 1866.

limpides, peu colorées, laissant déposer, par le repos, une couche blanchâtre adhérente aux parois du vase.

En 1873, voyage en France, amélioration. Retour en Égypte le 1er juin 1874 ; sans cause appréciable, cystite aiguë bien caractérisée. Du cinquième jour, miction très difficile, goutte à goutte ; durée quinze jours.

Actuellement. — A l'arrivée à Vittel, de 14 à 16 mictions dans la journée, de 1 à 3 mictions pendant la nuit ; hésitation dans l'issue du jet, émission de 90 à 150 grammes au maximum ; ténesme vésical très marqué, généralement le matin, après le repas du jour et celui du soir, et après une fatigue quelque légère qu'elle soit. Assez souvent émission spermatique au dire du malade, après les garde-robes ou les mictions. Gêne vers la symphyse pubienne, devenant douleur par la fatigue ; pesanteur au périnée très accusée, exagérée par l'envie d'uriner et l'impression ; constipation habituelle en Égypte ; moral affecté. — *Examen* : Méat étroit ; varicocèle à gauche ; urèthre indurée sur une étendue de 2 centimètres et demi, en arrière du scrotum ; douleur par la pression de l'abdomen au-dessus de l'arcade pubienne. — *Toucher rectal.* Prostate, induration du lobe droit, plus sensible que le gauche. Rien ailleurs ; par la compression intrarectale de la prostate, suintement blanchâtre de liquide prostatique, non purulent, sans spermatozoïdes.

Traitement. — De trois à six doses d'un tiers de verre, progressivement, d'eau de la Grande-Source, deux tiers de verre le soir et un grand bain tous les jours. S'il y a constipation, eau de la source Salée. Ayant pris par erreur des doses d'un verre entier au lieu d'un demi, a éprouvé, durant la nuit, des envies très fréquentes d'uriner et des douleurs erratiques dans le bas-ventre et les cuisses ; de 20 à 25 mictions en vingt-quatre heures, plusieurs consécutives de 40 à 50 grammes chacune. Un bain de siège et un grand bain. Une décoction de graine de lin et un lavement consistant de farine de graine de lin calment ces symptômes. Je peux pratiquer le cathétérisme avec une bougie exploratrice en gomme, no 12 ; je constate un rétrécissement mou d'un centimètre. Sensibilité non excessive mais très exagérée du canal au niveau de la prostate.

20 juillet. La bougie métallique no 25 pénètre facilement, mais elle est, à la région prostatique, légèrement déviée à gauche.

Traitement. — Eau de la Grande-Source *ut suprà*. Bains et bains de siège tièdes. Cathétérisme avec les bougies métalliques de Béniqué.

Le 29, la miction qui suit le cathétérisme est douloureuse, mais les suivantes sont notablement plus faciles. — Même traitement, sauf bains de siège froids au lieu de bains de siège tièdes.

3 août. Le nombre des mictions a diminué d'un tiers environ. Elles sont plus abondantes et plus faciles.

Le 5, l'état général est très satisfaisant, mais il a encore des envies plus fréquentes d'uriner qu'à l'état normal. Un peu d'hésitation dans l'issue du jet, léger suintement uréthral au réveil, sensation douloureuse par moments, siégeant toujours en arrière de la symphyse pubienne, sensation de poids au périnée et à l'anus.

Je fais prendre au malade 15 jours de repos. Après 8 jours de repos, n'a plus que 7 ou 8 mictions en vingt-quatre heures. En général, plus de mictions pendant la nuit, persistance de la douleur en arrière du pubis, pesanteurs périnéale et rectale très diminuées.

Le 21, appétit très bon ; selles quotidiennes, régulières, faciles. Le traitement est repris, mais avec l'eau laxative de la Source Marie, de quatre doses d'un tiers de verre à doses de trois quarts de verre. Un bain de siège frais tous les jours pendant quatre jours, puis douches périnéales dans le bain de siège, à eau courante, et des douches froides générales. — Continuation du traitement par les bougies Béniqué.

5 septembre. La sensation de pesanteur au périnée n'a pas reparu depuis le 1er septembre. Les mictions sont en nombre normal et ne sont plus sujettes aux excessives variations des premiers jours.

Le 8, au départ, même état ; le jet se fait rarement attendre, il est plein et fort ; les urines sont limpides et normales, leur émission n'est pas suivie de celle de cylindres blanchâtres, d'urate de soude, ou de liquide prostatique. La quantité d'urine émise à chaque miction est toujours considérable.

Toucher. — Prostate de volume, de consistance et de sensibilité normaux ; plus de liquide prostatique par compression.

Cathétérisme. — Sensibilité uréthrale normale, souplesse normale dans toute l'étendue du canal ; le cathéter n'est plus dévié au niveau de la prostate.

Voies digestives. — Appétit développé, digestions normales, selles régulières et molles ; sensation de plénitude du rectum disparue, état général très-bon.

Les dernières nouvelles reçues du malade, il y a six mois, c'est-à-dire quatorze mois après la cure faite à Vittel, annonçaient que les résultats obtenus persistaient encore et qu'aucun accident uréthro-vésical n'était survenu depuis le retour en Égypte.

OBSERVATION no 2 (1874). — M. X..., docteur-médecin, 71 ans, arrivé à Vittel le 30 mai 1874.

Antécédents. — Catharre vésical survenu par refroidissement. Dix-huit mois de durée. — Traitement : Eau de Cauterets.

En 1868, aggravation, hiver très pénible.

En 1869, saison à Gignols, très notable soulagement ayant duré trois mois, après lesquels retour des accidents.

3

État à peu près le même jusqu'en 1872 (hiver).

En 1873, insomnie, amaigrissement. Insomnie due aux envies fréquentes d'uriner (8 à 10 fois par nuit) ; n'a jamais rendu de sables ou de graviers.

En 1874, tous les accidents ont augmenté d'intensité pendant les hivers 1873, 1874 ; aggravation des symptômes du côté de la vessie, des voies digestives et de l'état général ; urines purulentes. — Amélioration, disparition du dépôt purulent sous l'influence des eaux de Vittel, prises à domicile.

À l'arrivée (1874) : 5 ou 6 mictions pendant la nuit, 10 pendant le jour environ ; pas de douleur ni pendant ni entre les mictions ; émission involontaire de quelques gouttes, pendant la nuit seulement et durant le sommeil. Les urines sont moins chargées, blanches et lactescentes, odeur fétide, réaction légèrement acide ; dépôt purulent, épais, dense, et parcelles blanches divisées. Le cathétérisme amène toujours une aggravation notable.

Appétit conservé, digestions lentes et pénibles pendant quatre heures environ, constipation, matières très dures, selle tous les trois jours. Douleurs sourdes, sensation d'un poids au périnée. Nutrition insuffisante, amaigrissement augmentant de jour en jour. Rien ailleurs.

Poids du corps, 61 kilos.

Traitement. — Eau de la Grande-Source, de trois doses d'un demi-verre à six doses d'un tiers de verre.

7 Juin. Amélioration appréciable, mictions involontaires, en général, un peu moins fréquentes pendant la nuit, sauf pendant la nuit précédente.

Cathétérisme. — Rétrécissement valvulaire à l'entrée de la portion membraneuse, pas de corps étrangers dans la vessie ; induration des parois vésicales, surtout à gauche ; stagnation, 170 grammes. Capacité de la vessie considérable, malgré l'hypertrophie très marquée des parois.

Toucher rectal. — Rien à la prostate.

Traitement. — Le même, plus, tous les deux jours, cathétérisme évacuateur pendant six jours.

Au départ (27 juin) : État général très satisfaisant, appétit bon, digestions bonnes, selles quotidiennes, faciles actuellement. Pendant le traitement, il y a eu d'abord des alternatives de diarrhée et de constipation, puis après dix jours, régularisation des fonctions digestives, qui s'est maintenue jusqu'aujourd'hui. Pas de douleurs au périnée. Dans les membres inférieurs, plus de soubresauts ni de douleurs. Marche plus facile, sommeil meilleur ; forces plus grandes : poids du corps, 63 kilos ; donc augmentation de 2 kilos.

État local. — Envies d'uriner beaucoup moins fréquentes pendant le jour, aussi fréquentes pendant la nuit. Douleur à peu près nulle, émission plus facile, jet plus vigoureux. Urines en général moins muqueuses, plus colorées, moins fétides. Dépôt notablement moins abondant.

Pendant l'hiver 1874-1875, le retour offensif de la maladie a été bien moins marqué que durant les années précédentes ; le malade a fait usage d'eau de Vittel, Grande-Source seulement ; il a pratiqué de temps à autre le cathétérisme évacuateur.

Au printemps de 1875, le mucus et le pus paraissent avoir entièrement disparu, et à son retour à Vittel, en 1875, je constate : état général très bon, forces revenues, appétit et digestions normaux : constipation, quatre ou cinq mictions par jour, deux par nuit. Urines limpides, à peu près normales, contenant des globules de pus en très petit nombre. Le rétrécissement, qui siège à la partie antérieure de la portion musculeuse du canal, est facilement franchi actuellement avec le cathéter Béniqué no 30.

Traitement. — Cathétérisme tous les deux jours ; eau de la Grande-Source.

L'amélioration s'affirme de plus en plus pendant le cours du traitement, et le malade quitte Vittel dans les meilleures conditions locales et générales ; le nombre des mictions est normal pendant le jour, et de deux pendant la nuit ; il n'y a pas de mictions involontaires si le malade a soin de vider sa vessie par le cathétérisme au moment du coucher.

Prostatites.

Ayant justement choisi parmi les observations de cystite du col celle d'un homme jeune encore qui présentait, en même temps que la cystite, une prostatite subaiguë, je n'insisterai pas sur cette partie de ma communication. Je dirai seulement que ce n'est qu'aux cas de prostatite subaiguë ou chronique accompagnée ou non d'engorgement que peuvent s'adresser les eaux de Vittel, et j'ajouterai que c'est dans les formes plutôt catarrhales que parenchymateuses qu'elles peuvent donner de bons résultats (1). Quand l'hypertrophie vraie a envahi la glande, il est évident que le traitement hydrominéral est absolument insuffisant, il ne peut plus dès lors être indiqué ou contre-indiqué que par les symptômes concomitants accusés du côté de la vessie ou de l'urèthre. En règle générale, je crois qu'en pareil cas des eaux comme celles de Vichy, en bains locaux et généraux, et des eaux très faiblement minéralisées comme celle d'Evian, en boisson, seraient plus utiles que celles de Vittel et celles de Contrexéville surtout, qui souvent, par une stimulation trop vive des contractions vésicales, peuvent amener des accidents aigus du côté de la vessie ou des reins.

(1) *Considérations générales sur la pathogénie des maladies de la prostate et prostatite subaiguë.* Dr P. Bouloumié, 1874.

Je possède deux observations très intéressantes de prostatite subaiguë avec écoulement uréthro-prostatique compliqué de spermatorrhée dans un cas, et d'affaiblissement génital marqué dans l'autre, guérie par le traitement suivi à Vittel. — Eau de la Grande-Source et de la source Salée dans un cas, eau de la Grande-Source et de la source des Demoiselles dans l'autre, administrées concuremment avec l'hydrothérapie.

Rétrécissements.

Les rétrécissements de l'urèthre ne sauraient être guéris par une cure thermale, sans le secours d'autres moyens ; mais assurément, dans un grand nombre de cas, la guérison d'un rétrécissement uréthral m'a paru chose infiniment plus bénigne et plus facile pendant le cours du traitement hydrominéral suivi à Vittel que dans les conditions ordinaires de la vie. Ce ne sont guère d'ailleurs que les rétrécissements compliqués qui arrivent jusqu'à nous ; les uns sont accompagnés de contracture du col de la vessie, spasmes uréthro-cystiques, les autres de cystite subaiguë ou chronique, de catharrhe vésical, de néphrite, etc. ,

En ayant soin de marcher prudemment dans le traitement à faire suivre aux malades, les rétrécissements ne donnent, en général pendant la durée de la cure, lieu à aucun accident sérieux ; mais autant on doit être prudent au début, aussi bien dans l'emploi des eaux que dans celui des moyens chirurgicaux, autant l'on peut et l'on doit avancer hardiment dans le traitement dès que le canal livre un passage suffisant à l'eau qu'on fait ingérer, et, je ne crains pas de le dire, la dilatation uréthrale est grandement facilitée par l'usage des eaux de Vittel et des bains qui for-

ment en pareil cas le complément presque obligé de
la cure. Je ne citerai qu'un cas de rétrécissement,
remarquable par la gravité de l'état local, les complications du côté de l'appareil urinaire et les mauvaises
conditions créées par l'imminence d'accès fébriles :

M. X... m'est adressé à Vittel par M. le Dr Pitois,
de Rennes, qui me donne les renseignements suivants,
que je lis textuellement.

« M. X... âgé de 40 ans, livré dès l'âge de 15 à 34
ans à un travail très dur ; le régime se ressentait du
genre de travail, un peu d'abus de boissons ; deux gonorrhées, dont la dernière s'est prolongée plusieurs
années. S'est marié à 24 ans, resté veuf à 32 ans. Dès
l'âge de 22 ans, M. X... a éprouvé des difficultés très
grandes dans l'émission des urines. A vingt-cinq ans,
ont débuté des rétentions de nature essentiellement
spasmodique, puisque l'on pouvait introduire des
bougies de 7 à 8 millimètres, et cela sans effort.

« Cet état a duré quatre ou cinq ans, puis les rétentions sont devenues organiques, des rétrécissements
ont été constatés, et chaque fois que l'on a tenté de
les franchir, il est survenu des accès de fièvre excessivement intenses, prenant le type quotidien, s'ac-
compagnant au début de vomissements opiniâtres et
bilieux, et ne cédant qu'à de fortes doses de sulfate de
quinine.

Il y a trois ans que cet état dure, avec des alternatives de pire et de mieux : une saison à Vichy, en
1869, n'a amené qu'une amélioration passagère. Depuis, la vessie est devenue malade à son tour. La
miction est longue et difficile. Entre temps, les urines
sont mélangées d'un mucus blanc jaunâtre, visqueux,
filant, en quantité énorme.

« Depuis deux ans, impossible de faire franchir le
col à une sonde, grâce surtout à l'énorme excitabilité
nerveuse du malade.

A l'arrivée à Vittel, je constate : mictions très fré-quentes (10 pendant le jour et autant pendant la nuit).

Miction goutte à goutte, quelquefois arrêt brusque. Efforts d'expulsion considérables, amenant de l'in-continence fécale. Élancements dans la verge, dou-leurs très vives au bas-ventre, continues, avec exacerbation sous l'influence d'un effort de miction ou autre, quelquefois douleur à la fin de la miction.

L'incontinence est à peu près continue, urines boueuses et fétides ; catarrhe purulent de la vessie. Appétit bon, constipation légère. Hémorrhoïdes fluen-tes. État général relativement très bon, mais teint subictérique ; forces un peu diminuées.

Traitement. — Eau de la Grande-Source, de 3 à 6 doses d'un tiers de verre, bains tièdes prolongés ; bromure de potassium de 1 à trois grammes par jour progressivement.

20 juin. Émission de l'urine un peu plus facile.

Le 23, cessation du bromure ; sulfate de quinine, 60 centigrammes en trois doses.

Cathétérisme explorateur. — Un rétrécissement très serré à 13 centimètres 1/2 du méat ; une bougie explo-ratrice du no 6 est engagée très difficilement.

Le 25, une bougie no 2 arrive jusqu'à 14cm,5, sans pouvoir être poussée au-delà. J'engage le malade à aller se faire opérer à Paris, sauf à revenir à Vittel pour y traiter le catarrhe vésical concomitant.

Le 26, le malade n'a pas eu de fièvre ; il me de-mande instamment de renouveler les tentatives de cathétérisme et de le garder en traitement,

Traitement. — Un grand bain de 300 à 400 gram-mes d'eau de la Grande-Source, coupée avec quantité égale de décoction de graine de lin. Sulfate de quinine, 50 centigrammes tous les jours ; extrait de quinquina, ⁻2 grammes par jour.

Accès de fièvre complet, mais léger, trois heures de durée en tout.

Le 30, il n'y a plus eu de fièvre. La bougie no 2 arrive jusqu'à 19 centimètres. Une bougie no 6 traverse le rétrécissement.

10 juillet. N'a plus eu de fièvre depuis le 28 juin : quelques purgatifs ont fait disparaître quelques symptômes d'embarras gastrique. Le sulfate de quinine a été suspendu le 1er juillet, l'extrait de quinquina continué.

Le 28, introduction dans la vessie de l'explorateur de Thompson, pas de pierre, induration des parois latérales, surtout à droite, et du bas-fond de la vessie.

Du 30 au 3 août, plusieurs mictions abondantes, à peu près toutes de 200 grammes ; l'une d'elles de 325.

Le 3, hémorrhagie à la suite du cathétérisme avec le cathéter de Béniqué no 43. Dans la nuit expulsion de caillots, douleurs vives, cathétérisme par le malade lui-même, très facile, avec une sonde en gomme no 18.

Le lendemain injection vésicale froide avec la sonde à double courant, arrêt de l'hémorragie. Depuis, mictions faciles et abondantes avec jet vigoureux.

Depuis ce moment jusqu'au départ, persistance de l'amélioration obtenue du côté de l'urèthre ; augmentation progressive de celle qui est déjà constatée du côté de la vessie, des urines et de l'état général. Incontinence nocturne très diminuée, incontinence fécale disparue.

Jusqu'à la fin de novembre, amélioration progressive ; par le froid et l'humidité, urines redevenant chargées, sans muco-pus adhérent au vase ; quelques stries de sang par travail exagéré, douleurs lombaires, pesanteur au périnée, quelquefois élancements dans la verge ; mictions toujours faciles et indolores : cathétérisme tous les quinze ou trente jours, plus d'accès de fièvre. État général très satisfaisant.

Au retour dn malade à Vittel, 4 juillet 1875, je ne constate plus que : incontinence nocturne seulement ; mictions fréquentes au réveil et après le repas du matin, hésitation dans l'issue du jet ; urines troubles pendant la nuit, limpides pendant le jour ; quelquefois stries de sang après promenade en voiture.

Exploration, pas de pierre.

Traitement. — Eau de la Grande-Source, bains de siège frais d'abord, puis froids à eau courante. Cathétérisme : le premier jour le cathéter Béniqué no 40 passe facilement après introduction des nos 32, 34, 36 et 38 ; dilatation progressive et complète, poussée jusqu'au no 60 en quatorze jours, époque depuis laquelle l'incontinence nocturne a définitivement disparu. Disparition progressive des symptômes morbides.

Névropathies.

A côté des lésions anatomiques de l'urèthre, de la prostate et du col de la vessie, viennent se placer des affections à marche irrégulière et à symptômes variables, qui sont le plus souvent sous la dépendance de celles-ci, mais assez souvent aussi sous la dépendance directe de la diathèse urique : je veux parler des névropathies urogénitales qui s'observent si souvent dans les maladies des voies urinaires et dans l'état goutteux. Elles atteignent le plus souvent les hommes livrés aux travaux de l'esprit et plus particulièrement, me semble-t-il, d'après mes observations personnelles, les hommes qui se livrent aux méditations religieuses, aux idées mystiques et qui, par leurs serments, se trouvent condamnés au célibat.

Ces malades, qui ne tardent pas à s'exagérer la gravité de leur mal, trouvent malheureusement, assez souvent, dans leur médecin un incrédule qui les désespère en cherchant à leur persuader qu'ils n'ont rien, et s'adressent alors généralement à tous les empiriques, tous les charlatans, tous les soi-disant spécialistes, qui non-seulement les exploitent indignement, mais leur font subir très souvent des traitements aussi durs qu'irrationnels et dangereux.

Ces malheureux deviennent les victimes ordinaires des cautérisations répétées de l'uréthre et du col de la vessie, des vésicatoires à la partie interne des cuisses et au périnée, des traitements les plus fantaisistes contre des rétrécissements imaginaires, etc. Ils méritent grandement d'attirer notre attention ; aussi vous demanderai-je de vous faire de leur affection le sujet d'une communication spéciale, pour laquelle me serviront alors les observations très intéressantes que j'ai déjà réunies.

Il me resterait à vous parler, pour épuiser le programme que je m'étais tracé, des diabètes et des glycosuries, des albuminuries, de la chlorose, des anémies et de la dysménorrhée ; mais l'étude de ces questions m'entraînerait trop loin, je ne les aborderai pas non plus aujourd'hui. Je dirai seulement qu'à part quelques glycosuries de nature goutteuse, qui ont pu être exceptionnellement modifiées à Vittel, les diabètes ne rentrent pas dans la catégorie des maladies utilement traitées par les eaux de cette station. Quant à leur utilité dans le traitement de l'albuminurie, la question est encore à l'étude, je l'ai discutée longuement il y a peu de jours à la Société d'hydrologie, mais d'ores et déjà elle me paraît réelle ; reste seulement à déterminer dans quelles circonstances.

Un mot encore, et je termine. Maintenant que je vous ai montré, Messieurs, quels sont les résultats du traitement suivi à Vittel, dans un certain nombre de maladies, je dois appeler votre attention sur l'évolution naturelle des diathèses et sur la transformation spontanée de leurs symptômes, et me demander si, dans les cas observés, nous avons fait autre chose que masquer un symptôme prédominant.

Je n'ignore pas combien il est difficile de modifier assez profondément un état diathésique pour faire disparaître ses manifestations ; je ne sais pas s'il serait prudent de tenter de modifier à ce point un organisme dans un espace de temps relativement très court ; mais je crois fermement, me basant sur l'observation, que la diathèse urique, par exemple, non combattue par des moyens rationnels, va s'aggravant de jour en jour jusqu'à amener soit directement la cachexie, soit les processus néoplasiques ou régressifs les plus graves, qui conduisent, eux aussi, soit à la cachexie, soit aux accidents à évolution rapide les plus redoutables. Je crois en outre qu'un traitement qui modifie manifestement les maladies engendrées par une diathèse, en éloigne la réapparition, en diminue l'intensité, peut et doit être considéré comme efficace pour combattre la diathèse elle-même ; la question a, du reste, été résolue dans ce sens par l'immense majorité des médecins, à propos de l'action et de l'utilité du mercure dans la syphilis ; je me crois donc autorisé à conclure, tant des faits cliniques que je viens de rapporter, que des considérations théoriques, des observations et des expériences que j'ai consignées dans mes travaux précédents, que la diathèse urique, aussi bien que certaines maladies urinaires non diathésiques, trouve dans les eaux minérales de Vittel un traitement le plus souvent efficace et exempt de tout danger.

LA CONSTIPATION

Son traitement par l'eau de la Source Salée

par M. le docteur PATÉZON

Médecin Inspecteur.

Introduction

L'eau de la source salée s'emploie efficacement dans la Constipation, soit comme maladie particulière, soit comme complication d'autres états morbides.

Les observations que nous allons rapporter, les guérisons de constipations rebelles, démontreront qu'aucun moyen n'a donné jusqu'ici des résultats aussi favorables que l'eau salée de Vittel dans le traitement de cette maladie.

La constipation peut exister par elle-même, ou accompagner et compliquer divers états morbides, notamment les maladies du foie et des annexes biliaires. Nous n'avons l'intention d'étudier dans ce travail que l'efficacité de l'eau de la *Source salée* appliquée au traitement des constipations idiopathiques, c'est-à-dire qui ne se lient à aucune maladie aigüe ou chronique. Nous avons en vue cet état particulier et fréquent de l'intestin, qui, accidentel ou habituel, est caractérisé par la rareté des évacuations intestinales, et les dangers qu'un tel état peut faire courir aux personnes habituellement constipées.

Première Observation

Constipation — Accidents très-graves — Deux sai-
sons à Vittel — Guérison.

Le sujet de notre première observation est un jeune
homme de 19 ans, élève dans un collège de Paris, habituellement constipé et sous ce rapport peu soigneux
de sa santé. Par le fait de la tendance de la constipation à se perpétuer et à s'aggraver si l'on n'y
apporte remède, ce jeune homme en arriva à être
pris de fièvre, en même temps qu'une tumeur volu-
mineuse et ancienne déjà, mais jusqu'alors indolente,
et siégeant dans le flanc droit, devenait douloureuse
à la pression et même spontanément. Une constipation rebelle avait permis aux matières stercorales de
s'amasser en un point déterminé de l'intestin, d'y
durcir au point de simuler une tumeur de mauvaise
nature et enfin de provoquer des accidents inflam-
matoires qui nécessitèrent un traitement énergique.
Pour combattre l'inflammation qui avait envahi les
tuniques de l'intestin et dont le danger croissait de
jour en jour en raison du voisinage du péritoine, on
employa les sangsues, les grands bains, les frictions
résolutives, les cataplasmes émollients, les purgatifs.
L'inflammation vaincue, il se produisit une débâcle,
mais il resta un empâtement local et la turgescence
des veines hémorrhoïdaires menaçait de créer à ce
jeune homme une très gênante infirmité.
Ce traitement énergique qui avait éloigné le danger
le plus pressant n'avait pas guéri la maladie ; peu
de temps après, il y eut une rechute qui nécessita
encore des soins assidus ; et pour mettre le malade
à l'abri d'accidents futurs, il fut envoyé à Vittel où
il arriva dans l'état suivant :

Il n'y a plus de fièvre, l'appétit et les digestions sont encore loin d'être normales, et la constipation a une grande tendance à se reproduire ; les matières intestinales sont sèches et peu volumineuses ; le besoin d'aller à la garde-robe ne se ferait pas sentir s'il n'était provoqué par des lavements abondants, et, si un seul jour se passe sans cette précaution, il se produit quelque phénomène douloureux dans le flanc droit.

A l'angle de réunion du colon ascendant avec le colon transverse, dans le flanc droit par conséquent, il existe un empâtement de la dimension de la paume de la main. Cette tumeur, qui est peu mobile, occupe tout le calibre de l'intestin qui est, comme on sait, volumineux en ce point et très disposé à se laisser distendre soit par des gaz, soit par des produits solides. Cette région est moins sonore à la percussion que le reste de l'intestin. Elle est le siège d'une douleur obtuse qu'on exagère par la pression.

La station debout ainsi que la marche sont pénibles ; ce jeune homme se courbe de manière à mettre la tumeur dans une concavité ; cette position, prise instinctivement, a pour but de soustraire la partie douloureuse à la pression des muscles du ventre.

Le médecin qui lui a donné des soins redoute une diminution du calibre de l'intestin et pose pour l'avenir un point d'interrogation motivé par l'infiltration plastique des tuniques de l'intestin.

A Vittel, le traitement consista en bains généraux tempérés de 3/4 d'heure de durée, et dans l'usage, à l'intérieur, de l'eau *de la Source salée à dose modérée*. Je dirai de suite pourquoi les doses d'eau minérale n'ont pas été poussées activement dans le cas présent. Deux motifs m'ont fait restreindre, à une dose qui n'a jamais dépassé quatre à cinq verres dans la matinée, la quantité d'eau prescrite. D'abord, il ne

s'agissait pas ici, plus que dans beaucoup d'autres
cas analogues, de provoquer de nombreuses selles.
Pour arriver à ce résultat, les eaux fortement purgatives de Pullna, d'Hunyadi-Jànos, de Rubinat, etc.,
auraient pu être employées ; mais on arrive ainsi
à un résultat final généralement contraire à celui
qu'on se propose, c'est-à-dire, la réaction constipan-
te après la purgation. Pour produire de nombreuses
selles avec l'eau de la Source salée, la dose eût dû
être notablement plus forte qu'avec les eaux men-
tionnées ci-dessus, mais on risquait de provoquer
une stimulation trop énergique de l'intestin et de
réveiller l'inflammation dans la tumeur. Il fallait
donc d'abord ne pas nuire. En second lieu, le traitement devait avoir pour but de rétablir le cours des
matières intestinales, mais en évitant les grandes
perturbations. Le moyen employé, pour être tout-à-
fait efficace et durable, devait avoir une action lente ;
la circulation convenablement stimulée, amènerait
naturellement le dégorgement des tuniques de l'intestin. Le résultat fut de tout point satisfaisant.
L'appétit dut être modéré, les digestions étaient
excellentes; — progressivement les selles se régu-
larisèrent — on supprima les moyens adjuvants ; les
hémorrhoïdes cessèrent de s'accroître et la tumeur
changea d'aspect. D'abord les douleurs disparurent ;
le flanc droit devint beaucoup plus souple, surtout
à sa partie inférieure ; le volume de l'empâtement
a diminué d'un tiers ; en même temps l'attitude du
malade se modifiait, il pouvait se redresser sans
fatigue et faire sans inconvénients d'assez longues
promenades. De plus, le pronostic devenait beaucoup
plus rassurant ; la guérison complète était désormais
certaine. En effet, par suite de l'impulsion favorable
donnée par la première cure à Vittel, et sous l'influence de l'usage de l'eau salée à domicile, la tumeur

continua à décroître progressivement ; l'année suivante, une deuxième saison se termina par la *guérison*.

Deuxième Observation

Constipation ancienne — Engorgement intestinal —
Guérison.

Notre seconde observation a beaucoup de traits de ressemblance avec la précédente, sauf la gravité, l'âge et le sexe des malades.

Madame la Comtesse de N.... est âgée de 60 ans. Elle est entrée depuis dix ans dans l'âge de la ménopause, et, depuis cette époque, des accidents dus à une constipation déjà ancienne, sont devenus plus inquiétants. Il est présumable que la cessation des règles a apporté son appoint dans l'aggravation de son état de santé.

Madame de N.... n'eut pas à subir de période aigüe. Mais peu à peu sa constipation devint de plus en plus tenace. Des traitements nombreux et variés furent employés ; ils eurent d'abord un résultat favorable, mais, la constipation se reproduisant, il fallut y avoir recours de nouveau périodiquement.

Madame de N.... qui n'est pas chargée d'embonpoint ne se sent aucune aptitude à la marche ; elle est lourde, somnolente après ses repas — son appétit est capricieux — son ventre ballonné. — Depuis six ans, elle a des hémorrhoïdes fluentes qui la gênent beaucoup. Souvent elle a la tête lourde. Elle se plaint d'être à peine éveillée dans la journée pour lire son journal, et de ne pouvoir se livrer à un travail de couture ou de broderie plus d'une heure sans se reposer. Depuis deux ans son médecin lutte avec énergie

contre cette infirmité envahissante ; les eaux minérales naturelles purgatives ont fait la base du traitement ; leur usage produit des gardes-robes, mais
dès qu'on en cesse l'emploi, l'intestin retombe dans
sa paresse.

Madame de N.... fut envoyée à Vittel il y a trois
ans et confiée à mes soins.

Outre son état décrit ci-dessus, je pus constater
des désordres locaux comparables à ceux du jeune
étudiant de la première observation un an après sa
première cure à Vittel, c'est-à-dire que dans le flanc
droit, au niveau de l'ombilic et sur le trajet précis du
colon ascendant et sur une longueur de dix centimètres en remontant du côté des fausses côtes, existe
un empâtement manifeste du gros intestin, facile à
limiter par la palpation et par la percussion. On ne dé-
veloppe pas précisément de la douleur par la pression, mais une sensibilité plus vive que du côté
opposé ; il existe certainement dans cet endroit une
congestion des tuniques intestinales provoquée par
la stagnation des matières.

Deux saisons passées à Vittel à un an d'intervalle
et l'usage de l'eau de la Source salée secondé par
des bains ont produit un résultat très favorable et
plus rapide qu'on ne pouvait l'espérer en raison de
l'ancienneté de la maladie et l'âge de la malade.
L'empâtement intestinal s'est manifestement modifié,
mais l'organe n'a pas encore repris toute sa souplesse. Sans autre soin que le traitement par l'eau minérale, il y eut une selle tous les deux jours, assez
facile ; plus tard, les garde-robes furent quotidiennes. La turgescence hémorrhoïdaire disparut et le
sang cessa de couler après chaque selle comme
auparavant. La marche redevint possible, ainsi que
la lecture ; et, comme résultat définitif, une transformation des plus favorables dans la santé.

Troisième Observation

Constipation — Hémorrhoïdes — Névralgies viscéra-les — Guérison én deux saisons.

Le sujet de notre troisième observation est un homme de 37 ans, d'une forte constitution, en appa-rence du moins, qu'une constipation récente, greffée sur un tempérament nerveux, a jeté rapidement dans l'hypocondrie. Une sensation de gêne dans le ventre, il y a 4 à 5 ans, a été le premier phénomène qui ait attiré l'attention de M. M.... Cette gêne qui n'était pas constante disparaissait presque complètement pendant de longs intervalles de temps et se repro-duisait ensuite avec plus d'acuité, surtout sous l'in-fluence du froid. Les choses en étaient là avec des alternatives de bons et de mauvais jours. Entre temps, son caractère commença à devenir morose, et tout-à-coup, au mois de novembre 1876, par un temps pluvieux et froid, M. M.... qui était plus cons-tipé que d'habitude fut pris de douleurs abdominales, avec des besoins fréquents d'uriner et d'aller à la garde-robe sans résultat. Boissons chaudes — cata-plasmes laudanisés — lavements tièdes abondants — repos au lit — et cette crise disparut — quatre à cinq jours suffirent à remettre le malade sur pied. Une poussée d'hémorrhoïdes internes se fit en même temps et disparut sous l'influence du traitement. Il rendit par les urines du sable rouge avec des dépôts rougeâtres et floconneux.

Ce n'était que le premier avertissement sérieux d'un état qui ne fit que s'aggraver ensuite, non par des phénomènes aigus, mais par une marche lente et progressivement envahissante, au point que,

quand il vint à Vittel, il n'y avait plus de garde-
robes sans lavements abondants et répétés ; le foie
était devenu volumineux et tout le gros intestin em-
pâté. Sa profession lui devint à charge, et ses travaux
de bureau répugnants ; il éprouva des vertiges
fréquents. Homme affectueux et marié depuis peu
avec une femme qui l'entoure de soins et de préve-
nances, il est sur le point de détester sa femme ; son
caractère est devenu ombrageux, acariâtre, taciturne.

Pendant une première cure, je juge à propos d'ad-
joindre à l'eau salée quelques verres d'une eau
purgative plus énergique et des bains quotidiens
presque frais. — Au bout de 30 jours je note les effets
suivants : « Persistance de la sensation de plénitude
douloureuse dans l'abdomen. — Ballonnement fréquent. La constipation paraît toujours aussi tenace.
Les hémorrhoïdes n'ont pas flué depuis un mois. »
Cet insuccès était peu encourageant. Cependant nous
avions en perspective les effets consécutifs de la cure
— la continuation de l'usage de l'eau pendant l'hiver
et une nouvelle saison l'année suivante.

A son retour en 1878, la scène est totalement chan-
gée. Je copie textuellement mes notes à ce sujet.

« L'amélioration depuis l'année dernière est considérable ; la gêne abdominale qui se faisait sentir
surtout après le repas était complètement passée
depuis six mois, mais est revenue il y a une quin-
zaine de jours. La constipation en est arrivée à ce
point d'amélioration, qu'il y a en général une selle
tous les jours dans la soirée ; les vertiges ont disparu,
le foie a repris ses dimensions normales, il n'est le
siège d'aucune sensibilité, pas même au creux épigastrique. Le gros intestin, dans toute sa longueur,
est souple et indolore. Le caractère s'est amélioré
parallèlement aux fonctions intestinales. » Le traitement suivi pendant la seconde cure à Vittel par

l'eau salée a été très anodin. Des quantités notables de sable rouge ont été expulsés avec les urines, et, comme résultat total : *guérison* d'un état assez grave qui menaçait de se compliquer d'accidents bien plus graves encore.

Quelques observations recueillies par mon confrère M. le Dr Bouloumié, sont tout-à-fait confirmatives des miennes.

La constipation est une des infirmités les plus fréquentes de l'âge mûr et de la vieillesse ; c'est un symptôme que l'on constate très souvent lorsqu'on recherche les causes des obstructions, des congestions viscérales, des maladies du foie, et des paralysies de cause cérébrale par hémorrhagie. C'est donc un phénomène qui mérite l'attention, non-seulement en raison des désordres présents qu'il provoque dans la santé, mais encore et surtout en raison des accidents dont il peut être l'origine. Il n'est pas un individu constipé habituellement, qui n'ait remarqué dans son état de santé des changements qui souvent deviennent permanents, du moins tant que dure la constipation ; et encore, lorsqu'on est venu à bout de la vaincre, la santé ne se rétablit pas immédiatement, il faut un certain temps pour que les fonctions reprennent leur équilibre.

Les accidents les plus graves que puisse produire la constipation sont les suivants, que nous résumons d'après nos observations : Le mal de tête, bien connu, peut aller depuis la lourdeur de tête simple, mais habituelle, jusqu'à la congestion cérébrale et devenir une cause de paralysie. Les troubles de l'estomac sont nombreux et variés : bouche mauvaise, empâtée, haleine forte, nausées le matin, diminution de l'appétit, lenteur et difficulté des digestions, avec des tensions gazeuses de l'estomac et de l'intestin. Dangers de l'inflammation d'une partie de l'intestin comme dans notre première observation ; état permanent d'engorgement, d'empâtement des tuniques intestinales comme dans la seconde ; dérangement mental, comme dans la troisième. Chez les femmes, certaines leucorrhées rebelles et épuisantes n'ont pas d'autre cause qu'une constipation habituelle qui peut aussi produire des déplacements utérins d'une certaine gravité. (Grisolle).

D'autre part, la difficulté de la défécation peut produire tous les accidents de l'effort en général : des chutes du rectum, de l'utérus, du vagin, des fissures annales des hernies, et devenir pour l'homme, en raison de la dureté des matières et de l'effort nécessaire à leur expulsion, la cause très active de la spermatorrhée et d'engorgements prostatiques.

La constipation accompagne ou complique de nombreux états maladifs et notamment les maladies du foie.

Les causes en sont nombreuses et variées : nous ne ferons qu'en mentionner une partie. L'hérédité, une alimentation mal dirigée, ou de mauvaise nature, la constitution, le sexe féminin, la négligence apportée à remplir cette fonction, le séjour au lit, les voyages en voiture, les habitudes sédentaires, l'abus des purgatifs et des lavements tièdes, l'altération de sécrétion ou de composition des liquides biliaires, stomacaux, intestinaux, etc. ; les hémorrhoïdes, les fissures à l'anus, les corps étrangers, la paresse de l'intestin, la paralysie de cause cérébro-spinale, etc., etc.

La constipation est généralement un accident chez les jeunes gens ; chez les hommes d'un âge mûr et chez les vieillards, c'est souvent une habitude ; certains s'en accommodent et un échauffement de quelques jours ne paraît pas avoir une influence nuisible sur leur santé, parce que la constipation venue progressivement a habitué peu à peu les organes et toute la constitution à une certaine tolérance. Mais de ce que les choses se passent souvent sans accidents, il ne faut pas conclure que chez tous les hommes elles se passeront de même, ni s'endormir dans une funeste sécurité. Les effets fâcheux de la constipation diffèrent chez les hommes et chez les femmes, tout en produisant des dérangements généraux communs aux deux sexes.

A part les changements personnels que l'âge de retour imprime à la constitution de la femme, il ne faut pas perdre de vue que l'homme subit lui-même, par le cours des années, des modifications de santé et souvent de caractère à une époque un peu plus tardive que la femme ; à 55 ans environ l'homme traverse son âge critique, et c'est à cette époque qu'il doit plus qu'à aucune autre surveiller les fonctions de son intestin ; c'est à ce moment important de son existence que l'homme est entré en plein dans la phase décroissante de ses facultés, où ses organes s'affaiblissent, où il doit compter avec l'avenir. Les fonctions de nutrition partagent avec les autres le poids des hivers — et l'intestin n'est pas le dernier à donner des signes d'affaiblissement. Le gros intestin se congestionne, les organes abdominaux sont envahis par la graisse, la circulation veineuse des viscères devient languissante, les veines hémorrhoïdaires se dilatent, surtout chez les hommes de bureau, les hommes à habitudes sédentaires. De là surtout ces lenteurs de digestion et cet embarras permanent du cerveau qui fait dire qu'on a la tête lourde. Prenez garde à la tête lourde, hommes de 50 à 55 ans ! Surveillez vos intestins, ils se chargeront de dégager votre cerveau. C'est dans ce but que l'on recommande aux femmes qui atteignent la cinquantaine avec de la tendance à l'embonpoint, aux hommes du même âge dont l'abdomen menace d'occuper trop de place, de prendre de temps à autre de légers purgatifs. Le but de ces conseils, qui malheureusement sont rarement suivis, n'est autre que de s'opposer à la constipation, et encore on ne réussit pas toujours.

L'eau salée est encore employée avec succès dans les *cas de coliques hépatiques et les autres maladies du foie*, acompagnées ou non de constipation. L'étude de cette importante question fera le sujet d'un livre en voie de préparation.

SOURCE SALÉE DE VITTEL

Acquisition du mois de Juin 1873.

—

Approbation du Conseil d'hygiène du 16 Mai 1874.

—

Approbation de l'Académie de médecine du 9 Mars 1875.

—

Autorisation ministérielle du 25 Mars 1875.

Extrait du Registre des délibérations du Conseil d'hygiène et salubrité publique de l'arrondissement de Mirecourt.

Séance du 16 Mai 1874.

M. le Président soumet au Conseil le dossier relatif à la demande de M. le Directeur de l'Établissement des Eaux minérales de Vittel, tendant à obtenir l'autorisation d'exploiter une source, dite *Source salée*, qui se trouve située au lieu dit la *Voivre*.

Le Conseil,

Vu ladite demande et une lettre de M. le Ministre de l'agriculture et du commerce, en date du 2 Mai 1874 ;

Considérant que la Source en question est parfaitement connue des membres du Conseil d'hygiène ;

Considérant que les effets de cette *eau purgative* qui contient des sulfates de magnésie et de chaux, sont incontestables ;

Considérant que les habitants du pays et les nombreux buveurs qui se rendent chaque année à l'Établissement de Vittel ont l'habitude de faire usage de l'eau de cette Source dont l'influence salutaire ne saurait être contestée ;

Est d'avis

Que l'autorisation sollicitée par M. le Directeur des Eaux de Vittel lui soit accordée.

ARRÊTÉ D'AUTORISATION

—

Le Ministre de l'Agriculture et du commerce,

Vu la demande formée par le Directeur de l'Établissement de Vittel, à l'effet d'obtenir l'autorisation d'exploiter *une Source d'eau minérale purgative* dite *Source salée*, qu'il possède dans la commune de Vittel, au lieu dit la *Voivre* (Vosges),

Vu l'avis du Conseil d'hygiène de l'arrondissement de Mirecourt, en date du 16 Mai 1874.

Le rapport des Ingénieurs des Mines des 30 Mai et 4 Juin 1874 ;

L'avis du Préfet des Vosges en date du 31 Juillet 1874 ;

L'avis de l'Académie de Médecine du 9 mars 1875 ;

Vu l'article 1er de l'ordonnance du 18 Juin 1823, la loi du 4 Juillet 1856, le décret du 28 Janvier 1860 et l'arrêté du 30 Août 1871 ;

Sur le rapport du Directeur du Commerce intérieur :

Arrête :

ARTICLE 1er

Le Directeur de l'Établissement des Eaux minérales de Vittel est autorisé à exploiter et à livrer au public, pour l'usage médical, *une Source d'eau minérale purgative*, dite *Source salée*, qu'il possède dans la commune de Vittel, au lieu dit la *Voivre* (Vosges).

ARTICLE 2.

Le Préfet du département des Vosges est chargé de l'exécution du présent arrêté.

Fait à Versailles, le 25 Mars 1875.

Signé : Cte DE MEAUX.

Pour ampliation :

Le Conseiller d'État, Secrétaire général,

Signé : OZENNE.

RENSEIGNEMENTS PRATIQUES

Maladies

GRANDE SOURCE (diurétique). { Goutte. - Gravelle. - Dyspepsies. Maladies de la vessie et des voies urinaires.

SOURCE SALÉE (purgative). **SOURCE MARIE** (laxative). { Engorgements du foie. Coliques hépatiques. Constipations rebelles

SOURCE DES DEMOISELLES (tonique). { Chlorose. - Anémie.

Eaux transportées.

Les Eaux de Vittel, transportées, se conservent remarquablement bien. — On les prend à jeun, par verre, de quart d'heure en quart d'heure, et aux repas, coupées avec du vin.

Saisons.

Les saisons durent ordinairement de 20 à 25 jours.

Excursions.

1o *A Pied :* Lorima. Montfort. Châtillon. Les Houillères. Norroy. La Malmaison. Le Point de Vue. La forêt de la Vauvillard.

2o *En Voiture :* Chèvre-Roche. Saint-Antoine. Les tours de Seychelles. La Hutte. Droiteval. La Planchotte. Bonneval. La Roche des Apôtres. Le Chêne des Partisans. Le Château de Houécourt. Les ruines de la Motte. Domremy-la-Pucelle. Mattaincourt.

Théâtre.

Direction de M. Guidon. — Trois représentations par semaine. — Opéras-comiques. Opérettes. Comédies. Vaudevilles.

Tir aux Pigeons.

Deux Tirs par semaine.

Poste et Télégraphe.

Bureau télégraphique ouvert de 7 heures du matin à 7 heures du soir. — Deux distributions et trois départs de lettres par jour. — Boîte à l'Etablissement.

Voitures de Promenade.

Grandjean. — Gillot. — Bouillot. — Clémencin. — Chapelier.

Logements.

1o GRAND HOTEL DE L'ÉTABLISSEMENT

150 Chambres. — Salons particuliers. — Boîte aux lettres. — Chapelle dans l'Hôtel. — Ecuries. — Remises. — Prix : de 10 fr. 50 à 15 fr. 50 par jour, d'après les appartements.

Cet Hôtel est situé au milieu du parc de l'établissement et au centre des Sources et des Etablissements de bains et de douches

2o { HOTEL DES SOURCES / HOTEL DE LORRAINE / HOTEL DE LA PROVIDENCE } de 7 à 8 fr. par jour.

3o { HOTEL YÈGRE / HOTEL NOEL } 5 fr. par jour.

4o { MAISONS MEUBLÉES (avec ou sans cuisine). } Prix à débattre. (S'adresser au régisseur de l'Etablissement).

~ Tarif.

Droit à la boisson pendant la saison	20f	»»
Bain minéral	1	50
Bain alcalin	2	»»
Bain sulfureux	2	50
Bain de Pennès	2	50
Bain de son	2	»»
Douche minérale froide	1	25
Douche minérale chaude	1	50
Douche minérale écossaise	1	50
Bain de siège ordinaire	0	75
Bain de siège à courant continu	1	50

Eaux de Vittel transportées.

Une caisse de 50 blles rendue en gare expéditrice. 32f 20
  Id.   30   id.   id.   . 19 90

Nota. — MM. les Militaires, jusques au grade de capitaine inclusivement,
  les Instituteurs primaires,
  les Curés de commune et de canton,
  les Membres des Congrégations religieuses,
Paieront la saison 10 francs au lieu de 20 francs.

Les *Indigents* munis de certificats en règle, seront traités gratuitement du 15 Mai au 15 Juin, et du 1er au 25 Septembre.

Itinéraire.

STATION DE VITTEL

Chemin de fer de Chalindrey à Mirecourt.

P.-S. Dès que les services d'été seront organisés l'administration de Vittel en enverra des exemplaires aux personnes qui en feront la demande au *Régisseur de l'Établissement.*

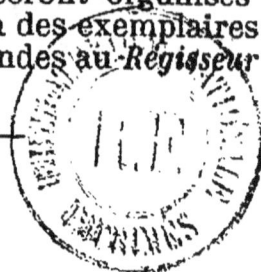

TABLE DES MATIÈRES

	Pages
Diathèse urique	5
Dyspepsie	6
Gravelle urique	10
Goutte	16
Coliques hépatiques	19
Calculs vésicaux	26
Cystite ou catarrhe vésical	30
Prostatites	36
Rétrécissements	37
Névropathies	41
La Constipation, par M. le docteur Patézon	44

Sources	59
Eaux transportées	59
Saisons	59
Excursions	59
Théâtre	60
Tir aux pigeons	60
Poste et télégraphe	60
Voitures de promenade	60
Logements	60
Tarifs des eaux, bains et douches	61
Itinéraire	61

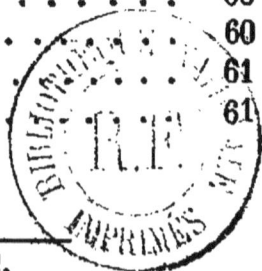

Mirecourt typ. Chassel.

www.ingramcontent.com/pod-product-compliance
Lightning Source LLC
Chambersburg PA
CBHW070907210326
41521CB00010B/2092